Dr H. VUILLERMOZ

CONTRIBUTION A L'ÉTUDE

DES

ADÉNITES

Sus-Manubriennes

LYON
IMP. RÉUNIES

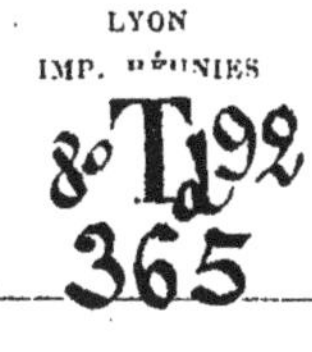

CONTRIBUTION A L'ÉTUDE

DES

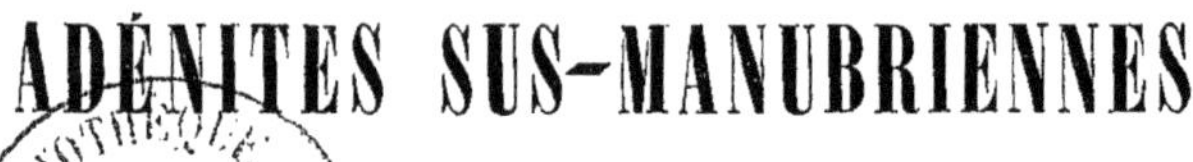

ADÉNITES SUS-MANUBRIENNES

VU

CONTRIBUTION A L'ÉTUDE

DES

ADÉNITES SUS-MANUBRIENNES

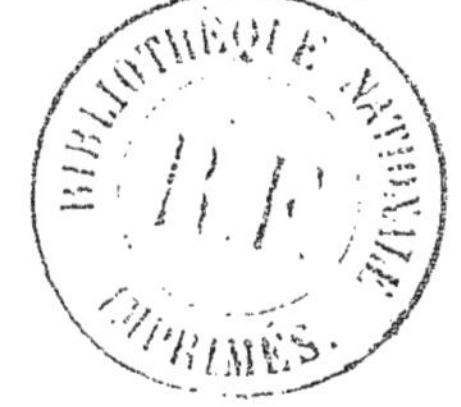

PAR

Le **Dr H. VUILLERMOZ**

LYON
IMPRIMERIES RÉUNIES
8, RUE RACHAIS, 8
—
1907

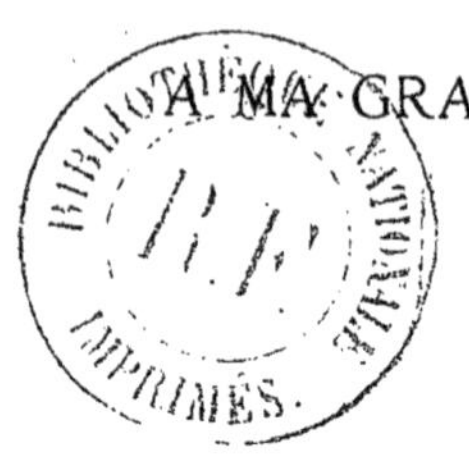

A MA GRAND'MÈRE

Qui fut toujours pour moi très bonne et très indulgente. Hommage filial.

A MES PARENTS

En témoignage de mon affection reconnaissante.

A MES FRÈRES ET SŒURS

A MA FAMILLE

A MES AMIS

A mon Président de Thèse

Monsieur le Professeur JABOULAY

A Monsieur le Professeur agrégé PATEL

A qui je dois l'inspiration de ce travail ; je le prie d'agréer l'hommage de ma reconnaissance.

A mes Maîtres dans les hôpitaux de Paris :

MM. les Professeurs BRISSAUD, DIEULAFOY,
GAUCHER, PINARD

MM. les Docteurs LYOT, MARCHAND, THIÉRY,
ROUTIER

CHIRURGIENS DES HÔPITAUX

MM. les Docteurs BARTH, MERKLEN

MÉDECINS DES HÔPITAUX

A MES MAITRES DE LA FACULTÉ DE LYON

A Monsieur le Professeur agrégé BÉRARD

CHIRURGIEN DES HÔPITAUX

A Monsieur le Docteur QUINCIEU

INTRODUCTION

Les adénites sus-manubriennes que nous nous proposons d'étudier ont déjà fait l'objet de plusieurs travaux.

Les adénites profondes, pétrachéales, sont connuee depuis longtemps. Les adénites moyennes n'ont été bien connues que du jour où les anatomistes, par une étude attentive de la région, ont montré la présence constante de ganglions à ce niveau.

Un cas tout à fait typique de cette variété d'adénites sus-sternales vient d'être observé, étudié et photographié par M. le professeur agrégé Patel. Nous reproduirons au cours de ce travail cette observation intéressante à divers points de vue ainsi que la photographie du malade.

Il y a quelques années, M. le professeur Jaboulay eut l'occasion d'observer dans son service un malade porteur d'une adénite préaponévrotique, superficielle, là où l'anatomie normale ne signalait aucune formation ganglionnaire.

A côté des adénites déjà connues il faut donc admettre une troisième variété d'adénites : les adénites superficielles.

M. le professeur agrégé Patel, dans deux publications, a étudié minutieusement ces trois variétés d'adénites. Nous avons fait de larges emprunts à ses deux articles. Qu'il nous permette de le remercier encore de nous avoir inspiré le sujet de cette thèse et de nous avoir aidé de ses conseils.

CHAPITRE PREMIER

ANATOMIE

Si nous pratiquons une coupe médiane, verticale et antéro-postérieure de la région cervicale, nous voyons que l'aponévrose cervicale superficielle, arrivée à 3 ou 4 centimètres au-dessus du manubrium, se divise en deux feuillets : l'un, antérieur, s'insérant à la lèvre antérieure du manubrium ; l'autre, postérieur, s'insérant à sa lèvre postérieure. Il en résulte la formation d'un espace angulaire, dont la base répond au manubrium : c'est l'espace sus-sternal. Cette région répond en haut au bord inférieur du corps thyroïde. Elle est limitée, sur les côtés, par le bord interne des sterno-mastoïdiens.

Nous désignerons donc sous le nom de région sus-manubrienne la région située dans l'écartement des sterno-mastoïdiens et limitée en bas par le bord supérieur du manubrium, en haut par le bord inférieur du corps thyroïde, ou par une ligne fictive horizontale passant à 4 centimètres au-dessus du manubrium.

Avant de décrire les troncs lymphatiques de cette région et de faire l'étude des ganglions que l'on y peut rencontrer, nous croyons utile de résumer les données anatomiques fournies par les auteurs qui ont étudié la région sus-manubrienne. Ces notions anatomiques nous permettront de situer exactement les groupes ganglionnaires que nous voulons décrire. De cette situation nous pourrons déduire certaines données cliniques qui permettent de faire le diagnostic exact du siège de la lésion par rapport aux aponévroses et d'en établir le pronostic.

La région sus-manubrienne nous apparaît, sur le sujet, comme formant le sommet tronqué d'une région triangulaire limitée latéralement par les reliefs musculaires des deux sterno-cléido-mastoïdiens. Ces deux muscles forment, chez les sujets amaigris, un relief appréciable. En partant de leur extrémité inférieure, ils se portent assez obliquement en haut et en arrière pour aller s'insérer sur les apophyses mastoïdes. Le sommet de cette région répond au manubrium, qui forme une courbe à concavité supérieure, au-dessus de laquelle se trouve une légère dépression par laquelle il est possible d'explorer, avec le doigt, le conduit trachéal. La base de nótre région se confond avec la région sous-hyoïdienne.

On peut donc, par cette région, explorer facilement les organes profonds et sentir, chez le vieillard par exemple, le sommet de la crosse aortique plus ou moins dilatée et surélevée, comme dans le cas d'adhérences. Chez les sujets gras, au contraire, la fossette sus-manubrienne disparaît; elle est comblée par le tissu adipeux; l'exploration des organes profonds est rendue impossible. C'est aussi à ce niveau qu'il faudra, dans certains cas de lésions laryngées (tuberculose, néoplasme), ou de lésions thyroïdiennes, aborder la trachée pour pratiquer la trachéotomie basse. Cette opération, simple et facile dans les cas ordinaires, deviendra plus pénible à ce niveau si le sujet a le cou court et si la couche cellulo-adipeuse est abondante, parce que, à ce niveau, la trachée est déjà plus profonde.

La peau à ce niveau est fine et glabre, le tissu cellulaire sous-cutané n'offre rien de remarquable, sauf, avons-nous dit, sa surcharge graisseuse chez certains individus.

Les nerfs y sont peu abondants ; on y trouve seulement quelques filets cutanés signalés par Rüdinger, et représentés par les rameaux les plus antérieurs des nerfs sus-claviculaires qui se dirigent obliquement en bas et en avant, devant le sterno-cléido-mastoïdien.

Remarquons qu'à ce niveau nous ne rencontrons aucune fibre du peaucier; par suite de l'obliquité de ses fibres, son bord interne forme de chaque côté les limites d'un triangle à base inférieure, dans lequel se trouve contenue la région qui nous occupe.

Parmi les vaisseaux, nous ne retiendrons que la veine jugulaire antérieure. Ordinairement unique pour Rüdinger, elle est pour la plupart des anatomistes le plus souvent double. Elle chemine de chaque côté de la ligne médiane, d'abord au-dessus de l'aponévrose superficielle, puis contenue dans un dédoublement de cette aponévrose. Arrivée à 3 centimètres environ au-dessus du manubrium, elle perfore le feuillet aponévrotique qui forme la paroi antérieure du creux sus-ternal ; elle est alors contenue dans ce creux et à, ce niveau, une anastomose transversale réunit généralement les deux jugulaires. Puis chacune des deux jugulaires se dirige transversalement en dehors, perfore la paroi postérieure du creux sus-sternal, passe en arrière du sterno-cléido-mastoïdien, traverse l'aponévrose moyenne et devient profonde.

Lorsqu'on voudra intervenir sur cette région, on pourra donc blesser cette veine ; il faudra, lorsqu'on voudra la couper, la sectionner entre deux pinces, pour éviter l'entrée de l'air dans le vaisseau, possible par suite de son adhérence à l'aponévrose qui le maintient béant.

2e PLAN.— Le 2e plan est formé par la paroi antérieure du creux sus-sternal. Nous allons maintenant étudier ce creux.

Si nous suivons de haut en bas l'aponévrose superficielle, nous voyons que, partant de l'os hyoïde, elle se dirige en bas ; arrivée à 3 ou 4 centimètres au-dessus du manubrium, elle se divise en deux feuillets : l'un antérieur, qui va s'insérer sur la lèvre antérieure du sternum, l'autre postérieure qui s'attache sur la lèvre postérieure de l'os. Ces deux feuillets délimitent un espace triangulaire à base inférieure : c'est le creux sus-sternal. Tel est du moins l'aspect que nous présente la région sur une coupe verticale antéro-postérieure.

Mais si nous injectons cet espace avec une substance coagulable, il nous apparaît toujours avec une forme triangulaire, mais cette fois, la base est en haut, le sommet en bas. Il comble exactement l'espace de même configuration qui sépare dans leur portion initiale les deux muscles sterno-cléido-mastoïdiens. Sa hauteur est de 3 ou 4 centimètres ; son sommet légèrement tronqué, arrondi et mousse, répond à la fourchette sternale.

Les bords latéraux de notre espace répondent, à droite et à gauche, aux bords antérieurs des sterno-cléido-mastoïdiens. A ce niveau, les deux parois antérieure et postérieure se réunissent et ferment la loge. Cependant cette loge envoie deux prolongements latéraux bien décrits par Gruber, et désignés sous le nom de culs-de-sac de Gruber. Ils se détachent de la partie moyenne des bords latéraux, s'engagent au-dessous du sterno-cléido-mastoïdien en suivant la partie supérieure de la clavicule. Ils ont une forme arrondie ou ovalaire ; leur longueur est de 20 à 30 millimètres ; leur hauteur de 15 à 25 millimètres. Ils communiquent avec l'espace principal par un orifice relativement étroit. Ils contiennent la portion horizontale des veines jugulaires antérieures.

3e PLAN. — Nous désignerons sous le nom de 3e plan le contenu du creux sus-sternal. C'est une masse celluloadipeuse, au sein de laquelle se voient deux ou trois ganglions lymphatiques et dans l'athmosphère de laquelle se trouvent contenues l'anastomose entre les deux jugulaires antérieures et la partie initiale de la portion horizontale des jugulaires antérieures. Cet espace peut être envahi par des collections purulentes, le plus souvent des abcès froids provenant d'une ostéite du sternum. Ou bien le pus peut avoir pris naissance dans les ganglions lymphatiques qui occupent le creux ; le plus souvent on aura affaire à une adénite tuberculeuse.

Ajoutons encore que si l'on conçoit l'espace sus-sternal comme un interstice développé entre l'aponévrose superficielle et l'aponévrose moyenne (voir plus loin), cet espace peut être envahi par le phlegmon décrit par Dupuytren sous le nom de phlegmon large du cou. Le pus n'ayant pas de tendance à gagner le médiastin doit se développer forcément en avant de l'aponévrose moyenne.

4e PLAN. — Il est formé par la paroi postérieure du creux sus-sternal. Ici nous sommes obligés de dire deux mots de la façon différente dont les auteurs ont conçu la formation de ce creux. Si nous nous en tenons à la description que nous en avons donnée et qui est celle de Testut et de beaucoup d'auteurs, la paroi postérieure est formée par le feuillet postérieur provenant du dédoublement de l'aponévrose cervicale superficielle; le feuillet est doublé sur sa face profonde par les muscles sterno-cléido-hyoïdiens et sterno-thyroïdiens, contenus dans un dédoublement de l'aponévrose cervicale moyenne.

Pour Tillaux, la formation du creux sus-sternal serait due à l'écartement des deux aponévroses cervicales superficielle et moyenne, écartement dû à la présence du sternum. En effet, le feuillet aponévrotique superficiel, dit-il, passe au-devant de l'os hyoïde et se termine sur la face antérieure du sternum.

Le feuillet moyen, parti du corps de l'os hyoïde et du cartilage thyroïde où il s'insère, engaine latéralement les muscles sterno-hyoïdien et sterno-thyroïdien et descend avec eux jusqu'à leurs attaches sternales. Il se compose donc de deux lames aponévrotiques : l'une antérieure, placée en avant du sterno-hyoïdien, l'autre postérieure, placée en arrière du sterno-thyroïdien. La lame antérieure s'attache solidement au bord postérieur de la fourchette sternale, en sorte qu'entre cette lame et le feuillet superficiel il existe un espace triangulaire dont la base est inférieure et représentée par l'épaisseur du sternum.

Taguchi, qui a étudié minutieusement cette région, partage cette manière de voir.

Merkel en donne une description analogue à celle de Testut.

Charpy se range à l'opinion de Tillaux et fait remarquer que chez l'enfant l'espace est relativement beaucoup plus grand, ce qui s'accorde mieux avec l'idée d'une soudure plus ou moins avancée entre les deux aponévroses cervicales moyenne et superficielle. De plus il fait remarquer l'adhérence intime au bord postérieur du sternum de l'aponévrose moyenne. L'injection de l'espace sus-sternal ne passe pas dans le médiastin. Ce n'est donc pas une complication à redouter en cas d'abcès. Au contraire, la paroi antérieure du sac et surtout celle des culs-de-sac est relativement faible, de là l'ouverture à la peau, mais de là aussi des fusées faciles dans la gaine du sterno-mastoïdien ou dans l'espace sus-claviculaire superficiel et réciproquement. Cette communication peut se faire facilement, étant donné que l'ouverture qui fait communiquer la cavité centrale avec les culs-de-sac admet facilement la dernière phalange du petit doigt.

Paulet décrit le creux sus-sternal comme provenant

du dédoublement de l'aponévrose cervicale superficielle. Pour lui le feuillet profond provenant du dédoublement de l'aponévrose est beaucoup plus résistant que le feuillet superficiel. Donc, dans le cas d'adénite sus-sternale, comme le plan aponévrotique profond est plus résistant que le plan aponévrotique superficiel, cet abcès ferait de bonne heure saillie sous la peau ; son diagnostic ne présente pas la moindre difficulté.

Au contraire, si le pus est formé en arrière de cette aponévrose, il se trouve bridé, et si l'on ne se hâte pas de lui donner une large issue, il pourra passer dans le tissu conjonctif profond et de là jusque dans le médiastin antérieur.

Pour M. Patel, la limite inférieure de notre creux sus-sternal est un peu plus étendue qu'on ne la décrit habituellement, du fait de l'insertion assez basse des feuillets aponévrotiques sur le manubrium Si l'on débarrasse complètement, dit-il, le creux sus-sternal, on constate souvent que la deuxième aponévrose qui forme sa paroi postérieure ne s'insère pas sur le bord postérieur du manubrium, mais bien à une petite distance de lui, sur sa face postérieure ; de sorte que, si l'on veut admettre un sommet, il faut le placer sur le manubrium même et distinguer deux autres culs-de-sac inférieurs : l'un, très peu marqué et inconstant, prémanubrien, entre les deux chefs du sterno-mastoïdien ; l'autre, plus accusé et plus fréquent, rétro-manubrien, allant jusqu'à l'insertion de l'aponévrose postérieure sur le manubrium.

Ces culs-de-sac inférieurs ont une certaine importance, comme nous le verrons plus loin, dans les cas d'adénites, car ils déterminent la formation d'une cicatrice profonde filant derrière le sternum et qui pourrait faire croire qu'elle dépend d'un abcès venant d'un organe beaucoup plus profond.

5e PLAN. — C'est le plan musculaire qui double la paroi postérieure du creux sus-sternal. Les muscles qui forment cette couche sont au nombre de quatre, deux de chaque côté : ce sont le sterno-cléido-hyoïdien en avant, le sterno-thyroïdien en arrière de lui. Tous deux sont contenus dans un dédoublement de l'aponévrose cervicale moyenne.

Le sterno-cléido-hyoïdien est un muscle rubané de 20 à 25 millimètres de largueur, s'insérant en bas sur l'extrémité interne de la clavicule, ainsi que sur la partie externe de la face postérieure du manubrium. De là, il se porte obliquement en haut et en dedans pour venir s'insérer sur le bord inférieur de l'os hyoïde. Contigus au niveau de leur insertion hyoïdienne, les deux muscles s'écartent graduellement l'un de l'autre en gagnant le thorax, de façon à circonscrire entre eux un petit espace triangulaire à base inférieure.

Cette disposition a une certaine importance, car dans le cas d'adénite prétrachéale, on devra inciser le plus souvent exactement sur la ligne médiane et passer dans l'interstice des deux muscles. En tout cas, dans les interventions sur cette région, on devra autant que possible éviter d'ouvrir leurs gaines et on aura le plus souvent assez de jour en les réclinant en dehors.

Le sterno-cléido-thyroïdien qui double le sterno-hyoïdien est rubané. Il nait en bas sur le premier cartilage costal, ainsi que sur la face postérieure de la poignée du sternum. De là il se porte obliquement en haut et en dehors et vient se fixer sur le cartilage thyroïde. Contigus en bas, au niveau de leur insertion sternale, ces deux muscles s'écartent graduellement au fur et à mesure qu'ils se rapprochent du larynx; il en résulte qu'ils sont séparés l'un de l'autre par un espace triangulaire à base supérieure. Ils nous offrent donc la disposition inverse des muscles précédents. A leur égard, on devra prendre les mêmes précautions qu'à l'égard du sterno-cléido-hyoïdien; mais dans ce cas, pour respecter leur intégrité, on sera obligé d'inciser exactement sur la ligne médiane.

C'est au niveau de ce plan que se trouve situé le triangle omo-trachéal de Velpeau. Il se trouve délimité en dedans par la ligne médiane, en dehors et en haut par l'omo-hyoïdien, en dehors et en bas par le sterno-cléido-mastoïdien. Notre région sus-sternale appartient donc à la partie inférieure du triangle omo-trachéal.

Les muscles sterno-hyoïdiens et sterno-thyroïdiens sont entourés, d'après Paulet, d'un tissu conjonctif lâche, facile à déchirer, dans lequel certains anatomistes ont voulu voir des feuillets aponévrotiques qu'ils ont rattachés à la description générale des aponévroses du cou. En réalité, le feuillet fibreux situé en avant de ces muscles mérite seul le nom d'aponévrose. Si, exceptionnellement, on trouve des gaines fibreuses, continues et résistantes, on aurait tort de considérer cette disposition comme la règle; elle ne se rencontre, au contraire, que dans des cas extrêmement rares. Presque toujours les muscles de la région sous-hyoïdienne sont plongés au milieu d'une atmosphère de tissu conjonctif délicat qui ne saurait, en aucune façon, être subdivisé en plans aponévrotiques, ni opposer une résistance sérieuse à la marche des épanchements sanguins ou purulents, et dont l'importance au point de vue chirurgical est absolument nulle.

6e PLAN. — *Trachée-artère et tissu cellulo-adipeux péri-viscéral.* — En arrière du plan musculaire que nous venons de décrire se trouve le paquet viscéral : trachée-artère et œsophage. En avant de la trachée et se continuant avec l'atmosphère celluleuse qui l'entoure se trouve une couche de tissu cellulo-adipeux qui forme le dernier plan de la région que nous voulons décrire. Ce plan n'est pas limité sur le sujet et nous lui décrirons des limites tout artificielles. Nous dirons qu'il s'arrête en haut au bord inférieur du corps thyroïde qui forme en effet la limite supérieure de notre région, car l'espace sus-sternal vient affleurer en haut le bord inférieur du corps thyroïde. En bas, nous dirons que notre région s'arrête au niveau du bord supérieur du manubrium. Dans l'espace compris entre le bord inférieur de la glande thyroïde et le sternum, la trachée n'est recouverte sur la ligne médiane que par la peau, l'espace sus-sternal et par l'interstice celluleux qui sépare les muscles sterno-hyoïdiens ; il importe seulement de remarquer que, malgré sa direction verticale, elle n'est pas tout à fait rectiligne, mais décrit une légère courbe à concavité postérieure, de sorte que plus on se rapproche du sternum, plus elle est profondément située, et plus aussi la trachéotomie devient difficile. Il y a donc avantage à faire cette opération le plus haut possible.

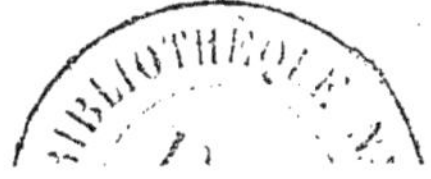

La couche cellulo-adipeuse située au-devant de la trachée est d'autant plus abondante qu'on se rapproche davantage du thorax, où elle se continue avec le tissu cellulaire du médiastin. C'est dans cette couche que se font les épanchements gazeux connus sous le nom d'emphysème sous-cutané. Ces épanchements, consécutifs d'ordinaire à une plaie étroite de la trachée, peuvent diffuser dans le médiastin. C'est également dans cette couche celluleuse, commune à tous les viscères cervicaux, que se développent les collections purulentes susceptibles de fuser dans le médiastin ou bien dans le creux sus-claviculaire et l'aisselle, en suivant les gaines vasculaires et nerveuses. C'est enfin dans cette couche lâche que, dans la trachéotomie, l'opérateur risque de faire pénétrer la canule, comme cela est arrivé à Dupuytren, au lieu de l'enfoncer dans la trachée.

Dans le tissu cellulaire prétrachéal se trouvent différents organes. Ce sont : 1° deux ou trois ganglions sur lesquels nous reviendrons ; 2° les troncs sinueux des veines thyroïdiennes, parfois très développées ; 3° l'artère thyroïdienne moyenne de Neubauer ; quand elle existe, son calibre est très variable ; elle est située ordinairement sur la ligne médiane et provient de la convexité de la crosse de l'aorte ; 4° le tronc veineux brachio-céphalique gauche, qui arrive jusqu'à la hauteur de la fourchette du sternum et se place derrière l'articulation sterno-claviculaire droite ; quelquefois même il se prolonge dans la région sous-hyoïdienne, au-dessous du muscle sterno-hyoïdien du même côté.

Topographie des ganglions lymphatiques de la région sus-manubrienne.

Nous allons maintenant étudier les différents groupes ganglionnaires situés dans notre région. Disons tout d'abord que les plus constants sont les ganglions profonds, situés immédiatement en avant de la trachée. Ils sont volumineux, très nombreux et constituent comme un carrefour pour les trajets lymphatiques du cou qui se rendent au médiastin antérieur.

1° *Ganglion superficiel, préaponévrotique, prémanubrien.*

Ce n'est pas un groupe ganglionnaire, c'est un ganglion unique, anormalement situé et décrit pour la première fois par M. Patel. Il est situé en avant de l'aponévrose cervicale superficielle, au niveau de la ligne médiane, immédiatement au-dessus du bord antérieur de la fourchette sternale. Il est donc entièrement sous-cutané.

Ce ganglion n'avait pas encore été signalé par les auteurs. « En nous reportant aux planches magistrales de Mascagni, dit M. Patel, voici ce que nous avons trouvé : dans la planche 21, l'auteur ne figure que des ganglions profonds, les uns en avant du corps thyroïde, l'un très net en avant de la trachée, d'autres, de chaque côté de la trachée, en dedans de la carotide, sous la clavicule. Dans la planche 24, un ganglion plus superficiel est représenté en avant des sterno-thyroïdiens, dans l'angle formé par l'écartement des chefs sternaux des muscles sterno-cleido-mastoïdiens; bien que l'auteur ne le signale pas, ce ganglion est placé en arrière de l'espace sus-sternal.

« Enfin dans la planche 26, Mascagni figure un ganglion placé au voisinage du tronc brachio-céphalique, ganglion qui reçoit des lymphatiques superficiels placés en avant de l'extrémité interne de la clavicule ; ceux-ci occupent bien le siège de ce ganglion manubrien superficiel, mais aucun renflement ganglionnaire n'est représenté. »

Bourgery décrit bien un chapelet ganglionnaire prélaryngé et prétrachéal, allant se jeter à l'extrémité inférieure du groupe jugulaire, mais il ne s'agit que de ganglions profonds.

Sur la planche 84, il figure des ganglions derrière la sous-clavière, un autre derrière le sternum ; ce ganglion est tout à fait profond, rétro-sternal, et certainement inaccessible à l'exploration, même en cas d'hypertrophie. Sur la planche 87, il n'est représenté que des ganglions pré ou parathyroïdiens.

Cloquet (planches 284, 286, 288) représente toujours les mêmes ganglions, autour de la trachée ou près de la veine sous-clavière droite.

On ne trouve pas non plus de ganglions cervicaux superficiels dans l'atlas de Bonamy, Beau et Broca, dans l'atlas de Sappey, dans l'Anatomie de Gray ; ces auteurs se conforment aux précédentes descriptions.

Tillaux signale des ganglions lymphatiques situés en arrière de l'aponévrose moyenne.

Gegenbauer (1889) distingue les ganglions du cou en ganglions profonds et superficiels ; ces derniers comprennent cinq ou six ganglions recouverts par le peaucier ; ils sont situés les uns sur la face antérieure, d'autres contre le bord postérieur du sterno-cléido-mastoïdien.

Toldt n'en figure pas d'autres.

Testut dit plus simplement que les ganglions cervicaux superficiels se groupent autour de la veine jugulaire externe.

Paulet signale deux ou trois ganglions lymphatiques situés dans l'espace sus-sternal.

Enfin Poirier et Cunéo dans le fascicule sur les lymphatiques paru en 1902, décrivent parmi les chaînes ganglionnaires cervicales descendantes une *chaîne accessoire cervicale antérieure superficielle* qui comprend deux à trois petits ganglions inconstants, placés sur le trajet de la veine jugulaire antérieure. Mais ils ne disent pas à quelle hauteur se trouvent situés ces ganglions, s'ils répondent à la partie superficielle, préaponévrotique de la veine, ou s'ils sont disposés le long de son parcours, alors qu'elle traverse l'espace sus-sternal. Il est fort probable que c'est cette dernière situation qu'ils ont en vue.

On peut donc penser que le ganglion superficiel, décrit par M. Patel, constitue peut-être une simple anomalie sur le trajet des voies lymphatiques superficielles figurées par Mascagni, Toldt et la plupart des auteurs. La tuberculose, en exagérant le volume des ganglions, attire souvent l'attention sur quelques-uns d'entre eux, passés inaperçus jusqu'alors ; tel a été le sort des adénites géniennes de Poncet, des adénites du sillon delto-pectoral d'Aubry, des ganglions de la cavité de Retzius, des adénites brachiales de Morestin.

Ce ganglion anormal draine les troncs lymphatiques de la partie antérieure du cou depuis l'os hyoïde au manubrium. Il répond sans doute au territoire veineux de la jugulaire antérieure. Mais il est probable qu'il reçoit également des lymphatiques venus de la région prémanubrienne et présternale dans les parties qui l'avoisinent ; aussi peut-il être enflammé au cours des affections de ces régions.

De ce ganglion les vaisseaux efférents perforent la paroi antérieure de la loge sus-sternale et vont se jeter dans les ganglions qui occupent cet espace et suivent la jugulaire antérieure.

2° *Groupe moyen du sus-sternal.*

Ce groupe est représenté par trois ou quatre ganglions situés dans l'espace sus-sternal et signalés par Paulet, Tillaux, Testut et Rüdinger.

Poirier ne les mentionne pas spécialement, et c'est sans doute ces ganglions qu'il a en vue quand il décrit la chaîne cervicale antérieure superficielle.

Ils se disposent dans l'espace sus-sternal le long de l'anastomose tranversale qui réunit les deux jugulaires et le long de la jugulaire antérieure, plus spécialement le long de sa portion tranversale.

Ces ganglions sont sans doute l'origine du phlegmon superficiel ou sous-cutané du cou. Ce phlegmon suppure le plus souvent et présente une grande tendance à l'extension, puisque l'espace est commun à toute la région cervicale.

Ces glanglions reçoivent comme vaisseaux afférents les lympathiques de la partie antérieure du cou. Leurs vaisseaux efférents suivent la jugulaire antérieure et se dirigent vers le creux sus-claviculaire en passant par les culs-de-sac de Gruber.

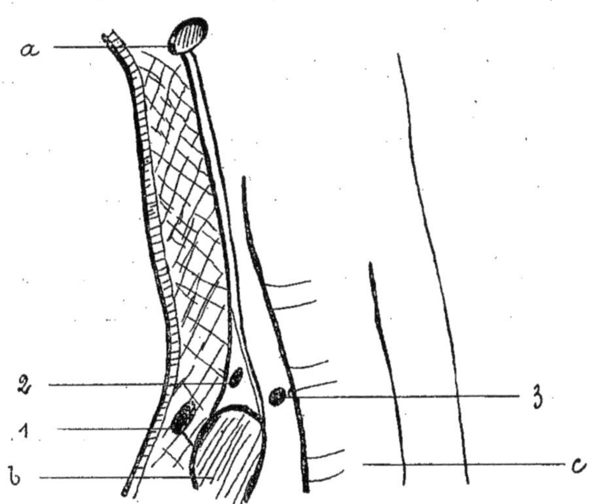

Variétés d'adénites sus-sternales. (M. Patel.)

1. Adénite superficielle. — 2. Adénite moyenne (creux sus-sternal).
3. Adénite profonde ou prétrachéale.
a, os hyoïde ; — *b*, sternum ; — *c*, trachée.

3° *Groupe profond ou rétro-manubrien.*

Ce groupe comprend les ganglions situés en avant de la trachée, derrière l'espace sus-sternal et les muscles sterno-thyroïdiens.

Il est décrit par Poirier. Cet auteur décrit une chaîne ganglionnaire cervicale antérieure profonde qui embrasse l'ensemble des ganglions situés immédiatement en avant du conduit laryngo-trachéal.

Il les divise en trois amas distincts :

a) L'amas prélaryngé ;

b) L'amas préthyroïdien;

c) L'amas prétrachéal.

Nous nous occuperons seulement de ce dernier groupe. Il est le plus constant. Il comprend un ou plusieurs ganglions, qui sont le plus souvent minuscules et visibles seulement sur des pièces injectées par des masses colorées.

Les vaisseaux afférents sont les lymphatiques venus du corps thyroïde et une partie des efférents des ganglions prélaryngés.

Leurs vaisseaux efférents se portent en bas et en dehors et se jettent dans les ganglions inférieurs de la chaîne sterno-mastoïdienne.

Les abcès développés aux dépens de ce groupe ganglionnaire pourront fuser vers le médiastin ou vers le creux de l'aisselle, le long des gaines vasculaires, ce qui leur donne une gravité particulière. L'hypertrophie de ces glanglions pourra comprimer la trachée ou déterminer des compressions vasculaires produisant de l'œdème.

On peut donc, avec M. Patel, diviser les ganglions qui se trouvent dans la région sus-manubrienne en trois groupes, situés sur trois plans différents.

Ce sont, en allant d'avant en arrière, des plans superficiels vers les plans profonds :

1° Ganglion superficiel, prémanubrien, situé en avant de l'aponévrose cervicale superficielle;

2° Ganglions moyens ou sus-manubriens, situés dans l'espace sus-sternal entre deux feuillets aponévrotiques;

3° Ganglions profonds ou rétro-manubriens, situés en avant de la trachée, derrière l'espace sus-sternal et les muscles sterno-thyroïdiens.

CHAPITRE II

ÉTIOLOGIE

Les adénites de la région sus-manubrienne sont relativement rares, si on les compare à la fréquence des adénites de certaines régions, telles que les régions sus-hyoïdienne latérale et sous-angulo-maxillaire.

On les rencontre cependant assez souvent, et si nous n'avons pu établir une proportion entre ces différentes adénites, c'est que le plus souvent ce sont des affections bénignes, évoluant sans complications. Aussi leur histoire clinique n'est-elle généralement pas notée.

La grosse fréquence de ces adénites, et des adénites cervicales en général, tient sans aucun doute au voisinage de la bouche. Comme vous le verrons plus loin au chapitre de l'étiologie, cette cavité contient d'innombrables micro-organismes qui, le plus souvent, ne sont pas virulents. Mais pour une cause souvent minime, un refroidissement, un traumatisme, ces agents peuvent recouvrer toute leur virulence et infecter les voies lymphatiques, donner des adénites, quand ils n'occasionnent pas l'apparition d'une affection plus grave, souvent même mortelle, comme l'angine de Ludwig.

Quant à la fréquence des différents groupes d'adénites sus-manubriennes, nous n'en dirons que quelques mots. Les adénites superficielles sont très rares (le ganglion étant lui-même très rare), puisqu'on n'en connaît actuellement qu'une observation due à M. Patel et que nous rapporterons plus loin.

Les adénites moyennes, celles du creux sus-sternal, sont beaucoup plus fréquentes, ces ganglions sont en effet constants. De plus ils drainent un territoire déjà considérable, correspondant à la région sous-hyoïdienne médiane, empiétant quelquefois sur la région sus-hyoïdienne et correspondant sensiblement au territoire de la jugulaire antérieure. C'est sans doute dans ce groupe ganglionnaire qu'il faut voir l'origine de ces phlegmons superficiels du cou qui donnent un œdème considérable de toute la région, et qui aboutissent le plus souvent, dit Tillaux, à la suppuration.

Quant aux adénites profondes, ce sont de beaucoup les plus fréquentes. Les lymphatiques afférents proviennent en effet, pour la plus grande partie, du corps thyroïde et du larynx et on les voit s'enflammer consécutivement aux affections de ces organes. Remarquons aussi que ces lymphatiques drainent les voies aériennes supérieures; l'air, à ce niveau, n'est pas encore débarrassé de toutes ses impuretés, et la réaction inflammatoire des ganglions prétrachéaux est le témoignage de la réaction phagocytaire intense qui a lieu à ce niveau.

Le sexe n'a, croyons-nous, aucune importance dans la fréquence de ces ganglions. Il n'en est pas de même de l'âge. Tandis que les adénites superficielles et moyennes se voient surtout dans le jeune âge et l'adolescence, parce qu'elles sont surtout tuberculeuses, les adénites profondes se rencontrent surtout chez l'adulte et dans l'âge mûr, alors que les affections des viscères sont plus fréquentes (cancer, tuberculose laryngée, thyroïdites).

Quant à la nature de ces adénites, nous devons encore faire la même distinction entre les deux groupes les plus superficiels et le groupe profond, prétrachéal. Les premières sont dans la grosse majorité des cas de nature tuberculeuse, ou bien elles sont mixtes ; tuberculeuses primitivement elles présentent au cours de leur évolution une infection surajoutée et prennent en clinique l'aspect de ces adénites désignées communément sous le nom d'adénites tuberculeuses réchauffées.

Outre cette infection par le bacille de Koch, on peut avoir également l'infection par le streptocoque ou le staphylocoque, au cours des lésions inflammatoires superficielles, telles que le furoncle, l'anthrax, l'érysipèle et les diverses dermites s'accompagnant de réaction ganglionnaire.

Enfin, ces ganglions superficiels peuvent dégénérer secondairement en une tumeur maligne occupant leur territoire lymphatique ; ce sera le plus souvent un cancroïde de la lèvre inférieure, ou un épithélioma du plancher de la bouche, lorsque ces tumeurs auront donné une adénite cancéro-infectieuse sus hyoïdienne, qui aura évolué pour son propre compte.

Quant aux adénites profondes, nous leur trouvons une étiologie beaucoup plus intéressante et moins banale. Comme les adénites superficielles, elles peuvent être infectieuses simples, mais c'est là un caractère banal et en raison de la profondeur des ganglions, cette étiologie n'est peut-être pas très fréquente. Le plus souvent, on aura affaire à une adénite tuberculeuse, mais dans ce cas cette adénite aura plus de tendance à évoluer lentement, sans donner d'adéno-phlegmon. Ce sera une tumeur ganglionnaire tuberculeuse, donnant un gros ganglion, caséeux quelquefois, souvent fibro-crétacé. Les lésions se rapprochent de celles des ganglions trachéo-bronchiques et médiastinaux dont ils reconnaissent la même origine.

Enfin, quand ces adénites ne seront pas tuberculeuses, elles seront le plus souvent secondaires à un néoplasme, soit laryngé, soit plus souvent thyroïdien, parce que ces ganglions sont largement tributaires du corps thyroïde, surtout de l'isthme. Pour la même raison, on les trouvera fréquemment enflammés dans les affections aiguës de cet organe, soit qu'elles se développent sur la glande saine (thyroïdite), soit qu'elles se développent sur la glande déjà goîtreuse (strumite). Dans certains cas la tuberculose thyroïdienne (Poncet) pourra être invoquée.

On voit donc que dans le cas de néoplasme de cette région, on devra rechercher s'il existe des ganglions sus-sternaux, et dans ce cas en pratiquer l'ablation pour éviter une récidive.

CHAPITRE III

PATHOGÉNIE

Nous avons suffisamment étudié la nature des adénites sus-manubriennes pour ne pas revenir sur leur bactériologie. Nous rechercherons simplement le point de départ de l'affection. L'infection part presque chaque fois de la bouche, tout au moins pour les adénites des deux groupes glanglionnaires superficiels.

La bouche est le réceptacle habituel d'un grand nombre de microbes qui y vivent à l'état de saprophytes, mais qui, sous l'influence de certaines actions encore mal connues, peuvent recouvrer toute leur virulence. La présence de ces microbes a été mise en évidence depuis peu.

En 1881, Pasteur isole le pneumocoque de la bouche d'un enfant mort de la rage. Netter a montré qu'on le rencontre dans la bouche de 20 °/₀ des personnes bien portantes.

Le streptocoque est encore un hôte bien plus habituel de la cavité buccale. Widal et Bezançon l'y auraient rencontré d'une façon constante ; il serait « aussi fréquent dans la bouche normale que le coli-bacille dans l'intestin. Il est vrai que ce streptocoque n'a pas de virulence, mais il ne faut pas oublier que par les associations microbiennes, il est susceptible de la retrouver et de l'exalter au plus haut degré ».

Le staphylocoque, le bactérium coli commune, le pneumo-bacille de Friedlander et une foule d'autres variétés microbiennes moins importantes ont été retrouvés dans le milieu buccal ou dans la carie dentaire.

Le bacille de Koch est peut-être un des bacilles qu'on y rencontre le plus fréquemment, même chez les sujets bien portants. On le trouve presque constamment chez les sujets fréquentant les milieux hospitaliers, alors même que ces sujets ne présentent aucune trace d'affection tuberculeuse. Ceci cadre bien d'ailleurs avec les nouvelles théories qui tendent à admettre que l'infection tuberculeuse se fait le plus souvent par la voie digestive.

Enfin, le point de départ buccal de l'infection ganglionnaire est bien démontré par la statistique de Morgan qui, ayant étudié le siège des adénites tuberculeuses par ordre de fréquence, donne la liste suivante :

1° Partie supérieure du creux cervical;

2° Ganglions sous-maxillaires, surtout près de l'angle de la mâchoire ;

3° Ganglions supra-hyoïdiens ;

4° Région inférieure du creux cervical ;

5° Ganglions parotidiens ;

6° Ganglions cervicaux supérieurs ;

7° Ganglion auriculaire postérieur ;

8° Ganglions occipitaux ;

9° Ganglions maxillaires internes ;

10° Ganglions pharyngiens postérieurs;

11° Ganglions linguaux ;

12° Ganglions buccaux.

On peut donc dire que si l'adénite sus-manubrienne superficielle est moins fréquente que l'adénite de la partie supérieure du cou, c'est parce qu'elle est plus éloignée de la bouche.

Quant aux adénites profondes, nous n'y reviendrons pas, elles sont de même nature que l'affection des organes d'où est partie l'infection.

CHAPITRE IV

ANATOMIE PATHOLOGIQUE

Ces adénites peuvent se diviser en plusieurs catégories :

a) Adénites inflammatoires aiguës.

Nous n'avons rien de particulier à en dire, elles parcourent rapidement les différents stades de l'inflammation pour arriver à la suppuration. Lorsqu'elles se développent en avant de l'aponévrose moyenne, elles arrivent rapidement à l'extérieur. Si au contraire elles se développent en avant de la trachée, il ne faudra pas attendre que l'abcès arrive à la peau pour l'ouvrir, de peur des fusées purulentes qui peuvent se produire vers le médiastin ou le long des vaisseaux vers le creux sus-claviculaire.

Le pus présente les caractères ordinaires de l'abcès chaud, la coque de l'abcès disparaît rapidement une fois celui-ci évacué.

b) Adénites tuberculeuses.

Elles parcourent les stades ordinaires de la tuberculose ganglionnaire : granulation grise, ramollissement, caséification, abcès froid et fistulisation. La calcification est rare, sauf pour les ganglions prétrachéaux.

La coque de ces adénites tuberculeuses pures est épaisse et la tumeur tend à s'accroître par envahissement excentrique des tissus voisins. Elle est lente à se résorber, aussi faut-il l'enlever et la curetter soigneusement pour éviter la formation d'une fistule souvent longue à tarir.

c) Adénites mixtes, réchauffées.

Elles participent à la fois des caractères de l'adénite inflammatoire aiguë et de l'adénite tuberculeuse pure. Le pus est mal lié. Après une phase d'évolution chronique l'abcès envahit rapidement le tissu voisin et tend à s'ouvrir à l'extérieur. Ces adénites acquièrent un assez gros volume surtout dans la région prétrachéale (E. Brissaud) parce qu'elle est entourée d'un tissu cellulaire lâche, facile à ensemencer.

d) Adénites chroniques secondaires, tuberculeuses et cancéreuses.

L'adénite adhère rapidement aux organes voisins; les adénites prétrachéales déterminent des compressions de la trachée; lorsqu'elles sont tuberculeuses, elles peuvent se ramollir et s'ouvrir dans la trachée.

CHAPITRE V

SYMPTOMATOLOGIE

Parmi les signes des adénites sus-manubriennes, nous ne rappellerons que les signes dus à la situation topographique des ganglions.

1° *Adénites manubriennes superficielles.*

C'est à M. le professeur Jaboulay que l'on doit la connaissance de cette nouvelle variété d'adénites sus-manubriennes. Nous devons en rapporter d'abord la première observation, publiée et commentée par M. Patel, le 22 juillet 1900.

L..., âgée de 24 ans.

Sa mère est morte en couches ; son père est mort de tuberculose pulmonaire aiguë; un frère, une sœur, morts de tuberculose.

Personnellement, la malade n'a jamais eu de signes de tuberculose; une attaque de rhumatisme articulaire aigu à l'âge de 21 ans. Mariée, pas d'enfants, pas de fausses couches. Réglée régulièrement.

Au mois de mars 1900, la malade s'est découvert, au niveau de la région sus-sternale, une petite grosseur indolore, du volume d'un pois.

Cette grosseur resta d'abord stationnaire, puis, il y a quelques jours, après un léger malaise général, elle augmenta de volume et la malade vint alors à l'hôpital,

On constate, au niveau de la fourchette sternale, exactement sur la ligne médiane, une tuméfaction du volume d'une noisette; à son niveau, la peau est mince, un peu rouge. C'est au toucher que l'on se rend compte du siège exact de la tumeur; elle est tout à fait sous-cutanée, mobile sur les plans profonds, mobile sous la peau, sauf au niveau du point un peu aminci.

On peut très bien l'amener un peu en avant du sternum; mais, au repos, elle siège plutôt sur le versant antérieur du bord supérieur du manubrium.

Il n'existe pas d'autre suppuration ganglionnaire, mais les ganglions cervicaux sont engorgés et durs.

La petite tumeur est incisée; il s'écoule un peu de pus crémeux, jaunâtre; pour éviter d'agrandir l'incision, on introduit la curette, qui ramène la coque ganglionnaire caséifiée; après son ablation, on ne rencontre absolument aucun espace; la curette est arrêtée en arrière par un feuillet assez résistant, superficiel, qui ne peut être que l'aponévrose cervicale superficielle.

Après cette ablation assez facile, faite sans anesthésie, les téguments sont souples; rien ne s'écoule par l'ouverture.

La malade, revenue à l'hôpital, a une cicatrice superficielle presque invisible, due à l'adhérence de la peau à la paroi antérieure de l'espace.

Nous n'insisterons que sur un seul des signes de cette adénite, c'est d'être immédiatement sous-cutanée, mobile sur l'aponévrose superficielle : elle bombe tout de suite sous la peau.

2° *Adénites manubriennes moyennes ou du creux sus-sternal.*

Elles sont presque uniquement tuberculeuses. Les autres variétés d'adénites ne sont pas signalées ; il est cependant certain qu'on peut observer là comme ailleurs des adénites simples, ou syphilitiques, ou néoplasiques.

Voici une observation que nous devons à l'obligeance de M. le Professeur agrégé Patel, et qui a trait à une adénite dont la nature n'a pu être précisée.

M..., 58 ans, marchand ambulant, entré à l'Hôtel-Dieu, dans le service de M. le professeur Jaboulay, le 28 novembre 1906.

Aucun antécédent héréditaire.

Pas d'adénite tuberculeuse dans l'enfance.

Le malade a vu se développer depuis quatre mois une petite tuméfaction à la partie inférieure du cou, sur la ligne médiane. Pas de douleur bien marquée; pas de gêne, soit à la déglutition, soit à la respiration; pas de température; pas de réaction du côté de l'état général.

A l'examen, on note une petite tuméfaction qui siège au-dessus de la poignée du sternum et qui s'en détache très nettement. La peau est rouge et présente un aspect nettement inflammatoire.

A la palpation, on sent un empâtement profond. Il n'y a pas de fluctuation. On se rend compte que les limites de la tuméfaction sont placées entre les deux chefs sterno-mastoïdiens.

L'examen des régions voisines ne révèle rien. On ne trouve rien du côté de la bouche, rien du côté du larynx. Aucune écorchure superficielle au niveau de la région cervicale.

L'examen du poumon reste absolument négatif.

On fait le diagnostic de ganglion de la région sus-sternale.

Incision médiane. — On trouve des tissus enflammés, œdémateux, et on est conduit immédiatement dans une poche du volume d'une noisette et de laquelle s'écoule un pus bien lié, de coloration verdâtre. On se rend compte alors qu'à la partie postérieure il existe un feuillet aponévrotique

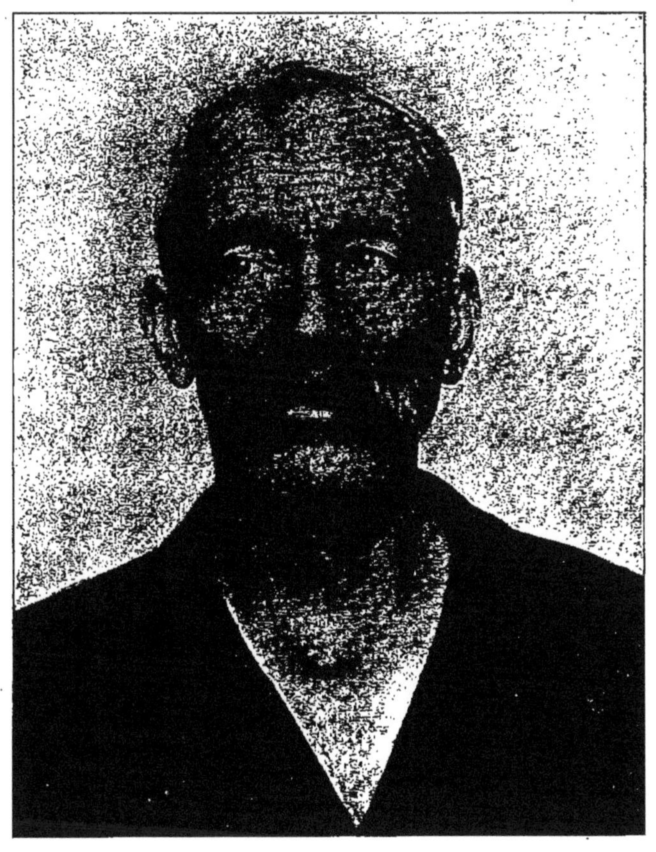

Adénite sus-manubrienne.

M..., 58 ans, marchand ambulant.

(Photographie due à l'obligeance de M. Patel.)

résistant qui sépare la poche de la face antérieure de la trachée et qui ne permet pas de percevoir le bord interne des deux sterno-mastoïdiens. On est incontestablement dans l'espace sus-sternal.

Le curettage de cette poche permet de retirer des fongosités analogues à celles que l'on observe dans les ganglions tuberculeux.

Guérison en dix jours sans incidents.

L'examen du pus pratiqué au laboratoire de bactériologie de la Faculté n'a révélé que des microbes ordinaires de la suppuration, sans bacilles de Koch.

Quel que soit le mode de début, lent ou brusque, l'affection est contrainte d'évoluer dans le creux sus-sternal. On perçoit au-dessus de la fourchette sternale, reposant presque sur elle, ou bien situées près de son bord postérieur, de petites masses arrondies, de volume variable, de consistance difficilement appréciable, en raison du plan aponévrotique tendu au-devant d'elle.

Rarement des phénomènes graves surviennent.

Dans cette variété d'adénites, les phénomènes de compression ne sont nullement à redouter. La paroi postérieure de l'espace sus-sternal est suffisamment épaisse pour opposer une barrière efficace à l'inflammation. D'ailleurs, l'aponévrose qui ferme en avant le creux sus-sternal est beaucoup moins résistante que l'aponévrose postérieure, de sorte que le pus se dirigera toujours en avant. La compression sera encore empêchée du fait que l'aponévrose moyenne est parfaitement tendue et Tillaux, incisant un abcès développé en avant de l'aponévrose moyenne (*phlegmon large* du cou de Dupuytren), a pu sentir avec le doigt le feuillet moyen fortement tendu, d'où l'absence de dyspnée.

La collection ganglionnaire ne pouvant fuser ni en haut, ni en bas, ni latéralement, s'ouvre toujours à l'extérieur, dit Paulet. Cette opinion ne doit pas être admise entièrement, car l'aponévrose superficielle, quoique peu résistante et se laissant vite perforer, offre néanmoins une certaine résistance qui peut faire que la collection ganglionnaire va adhérer au feuillet postérieur de l'espace sus-sternal, envahir tout cet espace et pénétrer dans les diverticules de Gruber, en arrière de la clavicule et des sterno-cléido-mastoïdiens, en suivant en quelque sorte la gaine de la jugulaire antérieure. L'abcès pourrait alors fuser presque dans le creux sus-claviculaire, car la paroi des diverticules de Gruber est très peu résistante. Cette fusée purulente avait déjà été signalée par Tillaux : « Jetez, dit-il, un coup d'œil sur une coupe transversale du cou, montrant la disposition des aponévroses, et vous comprendrez aisément comment l'abcès du deuxième espace, lorsqu'il est limité aux parties latérales du cou, peut venir faire saillie soit en avant, soit en arrière du muscle sterno-cléido-hyoïdien, soit dans les deux points à la foi. »

C'est ordinairement après avoir pris contact avec la paroi postérieure de l'espace sus-sternal que le ganglion s'ouvre à l'extérieur, aussi lorsque la cicatrisation s'est effectuée, la peau est adhérente profondément ; le creux sus-sternal est exagéré, l'espace sus-sternal n'existe plus sur l'emplacement du ganglion ; ses deux parois sont adossées l'une à l'autre, et c'est alors sa paroi postérieure que l'on explore directement.

Quelquefois, si le ganglion a pénétré dans le diverticule rétro-manubrien, la cicatrice se prolonge derrière le manubrium jusqu'aux sterno-hyoïdiens. Elle rappelle en petit la cicatrice que laisse une exothyropexie pratiquée pour un goître un peu plongeant. C'est une sorte de cul-de-sac de 1 à 2 centimètres de profondeur,

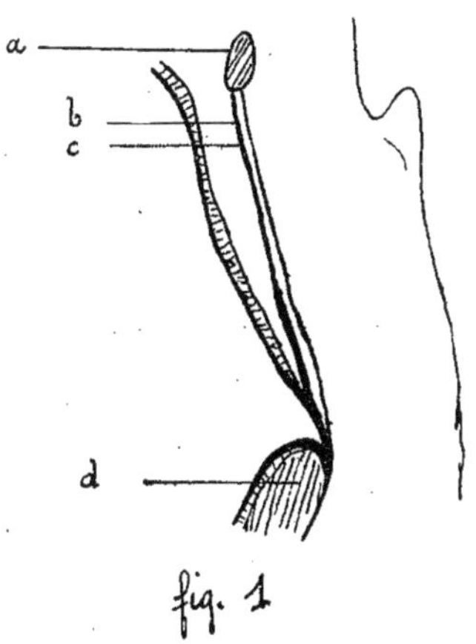

Cicatrice d'une adénite sus-manubrienne superficielle.
(D'après M. Patel.)

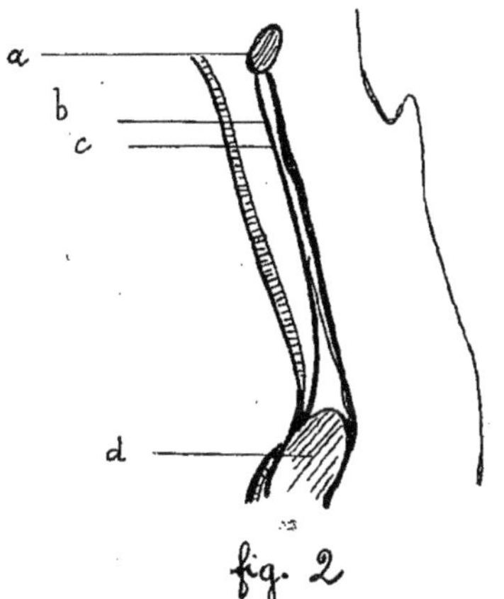

Cicatrice d'une adénite moyenne du creux sus-sternal.

a, os hyoïde ; — *b*, aponévrose cervicale superficielle ; — *c*, aponévrose cervicale moyenne ; — *d*, sternum.

en arrière du bord postérieur du manubrium. La peau, plissée à ce niveau, est mobile sur la trachée facilement explorable, adhérente quelquefois au manubrium.

3° *Adénites profondes ou prétrachéales.*

Ce sont surtout ces adénites que les auteurs ont eu en vue dans leurs discriptions des adénites sus-sternales. Ce sont en effet les plus fréquentes et celles qui peuvent avoir les complications les plus graves. On peut y observer comme partout ailleurs toutes les variétés d'adénites : adénite simple, adéno-phlegmon.

Mais ici les adénites néoplasiques et les adénites tuberculeuses chroniques, ayant l'évolution clinique d'une tumeur lente, prennent une importance spéciale, à cause des compressions qu'elles peuvent produire.

Le siège des adénites prétrachéales, de par la disposition anatomique de la région, entraîne surtout des compressions qui atteignent leur maximum lorsque les ganglions siègent derrière le manubrium.

« Bridées en avant par l'aponévrose moyenne résistante, doublées encore de muscles entourés d'aponévroses ou bien par la poignée sternale elle-même, les collections ganglionnaires ou péri-ganglionnaires peuvent comprimer à plaisir les organes profonds, dont quelques-uns, comme la trachée et l'œsophage, sont éminemment dépressibles. » (Patel.)

Dans le cas d'adénite brusque, adéno-phlegmon par exemple, la trachée donnera les premiers signes de souffrance, avant les organes plus profonds : œsophage, pneumogastrique, grand sympathique, jugulaire interne.

Les signes de dyspnée peuvent encore être accrus par l'irritation des récurrents, également comprimés, soit directement, soit par l'intermédiaire des ganglions de Gougenheim, échelonnés le long de leur trajet. Ces deux causes réunies créent de bonne heure une dyspnée intense contre laquelle il est urgent de lutter.

Du côté de la peau, on observe un plastron plus ou moins vaste, suivant l'étendue de la lésion. La peau est tendue à ce niveau, empêchant l'exploration des plans profonds, mais nulle part elle n'est amincie ou adhérente.

A l'inspection, elle est peu modifiée, le creux sus-sternal est en partie comblé, ainsi que l'espace inter-sterno-mastoïdien, dans une plus ou moins grande étendue.

A la palpation, on trouve souvent que les plans superficiels sont œdématiés, indice des phénomènes fluxionnaires intenses et de la suppuration qui se produit dans les plans sous-jacents; les téguments gardent quelquefois l'empreinte du doigt.

On sent en outre une résistance profonde, une sorte d'induration, et cette exploration s'accompagne d'une vive douleur lorsque le doigt appuie au niveau de l'abcès.

On voit donc que les phénomènes sont peu marqués du côté des plans superficiels, et si l'on n'est pas averti, on pourrait s'abandonner à une trompeuse sécurité et attendre que le pus vienne à la peau. Aussitôt le diagnostic fait, il faudra marcher au pus et lui ouvrir une voie à l'extérieur, sous peine de voir des complications graves surgir du côté du médiastin, vers la profondeur.

C'est qu'en effet l'aponévrose cervicale moyenne crée un obstacle presque insurmontable au pus, qui sera forcé de fuser soit vers l'aisselle par le plexus brachial et les gaines vasculaires, soit dans le thorax, le long de la trachée ou de l'œsophage, dans le tissu cellulo-graisseux qui baigne ces organes. Ou bien il suivra les gaines vasculaires pour gagner avec elles le médiastin antérieur ou le médiastin postérieur.

Quant aux adénites chroniques, néoplasiques ou tuberculeuses, leur évolution est un peu différente. Donnant peu de signes du côté de l'extérieur, elles agissent en comprimant lentement les organes profonds. Leur début est insidieux, les phénomènes généraux intenses de l'inflammation aiguë sont absents et remplacés par les phénomènes généraux plus insidieux et plus difficiles à dépister d'une tuberculose lente ou d'un néoplasme latent. La compression de la trachée par les tumeurs ganglionnaires se traduit par du cornage, un peu de tirage et de dyspnée et surtout par la toux de compression, toux forte, rauque, aboyante, signalée pour la première fois par M. Garel.

Si les récurrents sont comprimés, on aura la toux coqueluchoïde et même, dans certains cas, une paralysie d'une des cordes qui viendra se mettre en position cadavérique.

Si l'adénite s'est développée en avant, on aura des compressions vasculaires portant surtout sur les veines, sur le tronc brachio-céphalique et donnant de l'œdème localisé à une moitié de la face et dans le membre supérieur correspondant.

A l'examen laryngo-trachéal pratiqué suivant la méthode de Kilian, on verra la trachée déviée, et au niveau de la compression, une voussure, un embossement qui permettront d'affirmer le diagnostic.

L'examen sera complété par la radioscopie.

Les adénites évoluent et progressent en créant des adhérences avec les organes voisins, la trachée surtout. La paroi de ces organes est à son tour envahie par le processus dégénératif, et c'est ainsi que Pouque (Soc. anat. 83) a pu voir un ganglion devenu caséeux déterminer une asphyxie mortelle par une ouverture dans la trachée. Plus souvent ce sera une vomique simplement qui traduira l'irruption du pus dans les voies respiratoires.

La même éventualité peut se produire avec une gomme syphilitique.

Il est des cas où par envahissement de proche en proche ces adénites peuvent venir à la peau. M. Patel a observé un ganglion manubrien profond néoplasique qui, après avoir ulcéré les plans aponévrotiques, s'est étalé et a bourgeonné à l'extérieur. Il est vrai que dans ce cas, il s'agissait autant d'un envahissement par le néoplasme que de l'évolution naturelle d'une collection.

CHAPITRE VI

DIAGNOSTIC

Le diagnostic positif se fera par la présence des différents signes que nous avons étudiés. Nous ne nous occuperons que du diagnostic différentiel.

Diagnostic différentiel.

A. — Tumeurs mobiles sur l'aponévrose superficielle

Nous n'avons à faire le diagnostic qu'avec les tumeurs développées dans la peau. Ce diagnostic est en général facile.

Les *kystes sébacés* occupent l'épaisseur même de la peau. Ils font corps avec elle. Si l'on essaye de plisser la peau à leur niveau, on voit qu'elle adhère à la tumeur et forme la peau d'orange.

Les *lipomes* sont en général plus consistants que l'adénite ; ils ne donnent pas une sensation de fluctuation vraie, mais de la pseudo-fluctuation qui se reconnaît surtout au toucher. L'évolution lente, la présence d'autres lipomes sur d'autres parties du corps, l'accroissement progressif et indolent feront faire le diagnostic.

D'ailleurs l'adénite, lorsqu'elle commence à se ramollir. présente toujours à son centre un point plus fluctuant, tandis que le lipome a une consistance égale partout. Ajoutons que les lipomes sont exceptionnels sur la ligne médiane et alors ils ont des prolongements latéraux.

Enfin toutes les fois que l'on sera en présence d'une adénite de cette région, il conviendra de rechercher si elle n'est pas secondaire à une affection du voisinage.

B. — Tumeurs sous-aponévrotiques

En présence d'une collection développée dans l'espace sus-sternal, il faudra se demander d'où elle vient.

Ostéites du sternum. — Ces ostéites sont rares, le début, très lent, se fait à la partie tout inférieure de la région. La palpation attentive permettra, en éveillant une douleur maxima localisée, de trouver le foyer d'ostéite, lorsque ce foyer sera accessible. La ponction exploratrice facilitera le diagnostic en montrant la nature de la collection et permettra, lorsque la poche sera vidée, de sentir dans certains cas le foyer de nécrose osseuse.

Ostéo-arthrite sterno-claviculaire ayant donné un abcès froid qui a fusé dans l'espace sus-sternal.

Ces ostéo-arthrites sont rares. Le diagnostic est facile par la douleur provoquée au niveau de l'article sterno-claviculaire, soit par la palpation, soit par la mobilisation.

Abcès froid migrateur ayant remonté le long de la jugulaire antérieure.

L'anatomie admet la possibilité d'une pareille migration, mais nous n'en connaissons pas d'exemple.

Les *angiomes caverneux* sont rares à ce niveau. Ils forment une tumeur mollasse, diffuse, donnant une sensation d'empâtement mal limité. La tumeur est réductible par la pression et se reforme lentement. Elle augmente considérablement par les efforts de toux et tous les artifices qui ont pour but de gêner la circulation dans les jugulaires. La ponction exploratrice fournira un bon élément de diagnostic.

Les *kystes hydatiques* sont excessivement rares en cette région et leur diagnostic semble impossible. La ponction exploratrice sera nécessaire et sera complétée par l'examen du liquide retiré et la recherche des hydatides.

Les *adénites syphilitiques* à ce niveau sont exceptionnelles. Leur diagnostic est en général facile par les anamnestiques, la présence d'autres adénites. Enfin le traitement d'épreuve permettra de lever les doutes.

Thyroïdite aiguë. — Lorsque l'affection affecte une allure très aiguë, on peut la confondre avec une adénite de l'espace sus-sternal, bien que la thyroïdite soit beaucoup plus profonde. La notion d'un goître antérieur, la douleur considérablement augmentée par la déglutition, la dyspnée, sont des signes que l'on ne trouve pas dans une adénite de l'espace sus-manubrien. Enfin les phénomènes fluxionnaires n'arrivent à la peau que très tardivement.

C. — Tumeurs profondes

On reconnaîtra qu'une tumeur est profonde à ce que, en général, le creux sus-sternal n'est pas comblé; sa paroi postérieure est seulement refoulée en avant, et, en général, il sera possible, dans les mouvements d'extension de la tête, d'insinuer le doigt entre la tumeur et le manubrium, peut-être même de la soulever. Si la tumeur occupait l'espace, il serait impossible d'insinuer le doigt au-dessus du sternum.

Le diagnostic de ces tumeurs est en général difficile et l'on devra s'entourer de tous les moyens d'investigation clinique que l'on possède. La radioscopie, l'examen laryngo-trachéal devront être pratiqués dans beaucoup de cas. La ponction exploratrice et, s'il y a une fistule, l'exploration au stylet, devront fournir des indications. Enfin, le malade devra être soigneusement interrogé et l'on recherchera tous les stigmates de la tuberculose et de la syphilis.

Si la tumeur affecte une allure chronique, les principales affections que l'on sera appelé à éliminer sont :

Les kystes hydatiques, rares;

Les angiomes caverneux, rares;

Les kystes congénitaux médians.

Les kystes congénitaux médians se présentent ordinairement sous la forme d'une masse plus ou moins volumineuse, bosselée, comme lobulée, ou au contraire arrondie et régulière. Les veines sous-cutanées sont généralement plus développées à leur surface. A moins que la tumeur n'aît subi une dégénérescence maligne, elle ne contracte pas d'adhérences. De plus, comme elle tient le plus souvent à la profondeur, elle n'est pas également mobile dans tous les sens.

Les goîtres aberrants. — Ils suivent les mouvements de la trachée dans la déglutition, sont souvent adhérents au corps thyroïde, jusqu'au niveau duquel on peut parfois les suivre. Souvent, on constate l'atrophie partielle ou l'absence d'une des parties de la glande.

Les lipomes profonds sont rares. Ils donnent des signes de compression du larynx et de la trachée; la dysphagie est rare, mais on peut observer, soit de la congestion, soit de l'anémie cérébrale, suivant que les veines ou les artères sont comprimées.

Tumeurs nées aux dépens du thymus. — Le diagnostic de l'origine de la tumeur est impossible et on fera, le plus souvent, le diagnostic de goître aberrant, cas le plus fréquent.

Adénites tuberculeuses, syphilitiques. — Le diagnostic de la nature ne peut se faire que par la recherche des stigmates de ces infections et l'examen minutieux et complet du malade. Le traitement d'épreuve sera, dans bien des cas, un excellent moyen de diagnostic.

Adénites néoplasiques. — Rechercher le point de départ de l'infection cancéreuse par l'examen laryngo-trachéoscopique, par le cathétérisme de l'œsophage, etc...

Dans les cas d'inflammation aiguë, il faudra éliminer :

La thyroïdite aiguë. Elle survient généralement chez une femme atteinte déjà de goître. Elle apparaît au cours ou au déclin d'une maladie infectieuse, grippe et surtout fièvre typhoïde.

L'adénite suppurée secondaire à une lésion laryngée ; c'est seulement le point de départ de l'infection qu'il faudra trouver.

En présence d'une cicatrice de la région, le DIAGNOSTIC RÉTROSPECTIF peut se poser :

a) Une cicatrice superficielle, non déprimée, présternale, indique une adénite sus-aponévrotique. Les commémoratifs enlèvent tous les doutes.

b) Une cicatrice profonde, rétro-sternale, demandera déjà plus de discussion. En effet, les adénites de l'espace sus-sternal s'accompagnent de destruction du tissu cellulo-graisseux, tissu qui ne se reproduit que difficilement. Il en résulte une cicatrice déprimée, adhérant aux plans profonds, plongeant derrière le sternum. La cicatrice est analogue à celle que pourraient donner :

Une *ostéite* de la face postérieure du manubrium; dans ce cas, la peau est adhérente à l'os;

Une *exothyropexie* pratiquée pour un goître un peu plongeant;

Une *fistule embryonnaire ;*

Un *kyste dermoïde.*

Dans tous ces cas, c'est l'interrogatoire qui permettra le diagnostic rétrospectif.

CHAPITRE VII

ÉVOLUTION — PRONOSTIC — TRAITEMENT

Après ce que nous avons dis plus haut, il nous est permis d'être bref sur ce chapitre.

1° *Les adénites superficielles* aiguës arrivent à la suppuration en cinq ou six jours. Elles seront incisées verticalement sur la ligne médiane, de façon à laisser une cicatrice à peine visible. La guérison est rapide.

Les adénites tuberculeuses seront traitées comme de coutume. Au début, il faudra instituer un traitement médical reconstituant : suralimentation, liqueur de Fowler, grand air et repos. Si ce traitement médical échoue et si l'adénite continue à évoluer, il faudra faire la ponction de l'abcès, à condition que la peau soit encore intacte ; cette ponction sera suivie ou non d'une injection médicamenteuse, éther ou glycérine iodoformée. Si la peau est altérée, il vaut mieux inciser l'abcès et exciser sa paroi, soit avec le bistouri et la pince à disséquer, soit plus simplement avec une curette.

2° *Adénites moyennes*. — L'évolution et le traitement de ces adénites sont les mêmes que pour les adénites superficielles ; mais dans ce cas, il faudra retenir ceci : si l'abcès est abandonné à lui-même, il détruit tout le tissu cellulo-adipeux qui comble l'espace sus-sternal ; il en résulte une cicatrice déprimée, pouvant plonger derrière le sternum et fort disgracieuse au point de vue esthétique. On interviendra donc de bonne heure, et si l'on est obligé de prendre le bistouri, on évitera de toucher la veine jugulaire antérieure, dont la blessure est inutile et peut être dangereuse. Pour cela, une fois la peau incisée, ainsi que l'aponévrose superficielle, on effondrera avec une sonde cannelée la paroi antérieure du creux sus-sternal.

3° *Adénites profondes*. — Elles devront être incisées de bonne heure, sans attendre que le pus arrive à la peau. On se tiendra exactement sur la ligne médiane pour passer dans l'interstice des muscles sterno-thyroïdiens et sterno-hyoïdiens. Chemin faisant, on aura sectionné la jugulaire antérieure entre deux pinces. Arrivé sur le plan musculaire, on se souviendra qu'il y a un gros tronc veineux à la partie inférieure de la région et qu'il existe parfois une thyroïdienne moyenne anormale. Il sera prudent d'introduire le doigt dans la plaie et de chercher si l'on sent l'abcès, que l'on pourra ouvrir à la sonde cannelée.

Dans le cas d'adénites chroniques, le traitement chirurgical sera rarement indiqué. On instituera le traitement médical de l'affection dont relève l'adénite, tuberculose, syphilis et cancer.

Il pourra cependant être indiqué d'ouvrir les adénites tuberculeuses et dans ce cas, on devra prendre les précautions indiquées plus haut. On a l'habitude dans le cas de ponction de proscrire l'éther iodoformé, à cause des réactions des tissus vis-à-vis de l'éther et des troubles que l'on pourrait avoir du côté de la trachée.

CONCLUSIONS

I. — On peut rencontrer dans la région sus-manubrienne des ganglions anormaux non encore décrits par les anatomistes.

II. — Ces ganglions peuvent s'enflammer, donnant ainsi lieu à une nouvelle variété d'adénites sus-manubriennes, à évolution particulière.

III. — Il faut distinguer trois variétés d'adénites sus-manubriennes :

a) Les adénites superficielles (en avant de l'espace sus-sternal.

b) Les adénites moyennes (ou adénites de l'espace sus-sternal).

c) Les adénites profondes (en arrière de l'espace sus-sternal) encore appelées adénites prétrachéales.

IV. — Au point de vue de l'évolution, ces adénites offrent les caractères suivants :

a) Adénites superficielles : siège prémanubrien, cicatrice présternale superficielle.

b) Adénites moyennes : siège sus-manubrien, cicatrice profonde rétro-sternale.

c) Adénites profondes : phénomènes de compression, propagation au médiastin et à l'aisselle.

V. — Les adénites des deux premières variétés sont bénignes. Le pronostic des adénites profondes doit être réservé, en raison de leur propagation possible au médiastin et à l'aisselle.

VI. — Le traitement sera variable suivant la nature de l'adénite et consistera le plus souvent dans l'incision, avec ou sans curettage.

INDEX BIBLIOGRAPHIQUE

BLUM. — Thèse de Paris, 1900-1901.

BRISSAUD (Eug.). — Thèse de Paris, 1900-1901.

CHANTEMESSE et WIDAL. — Conférences de pathologie interne à la Faculté de médecine,

CHARPY. — *In* traité anat. Poirier.

GRUBER. — Ueber das Spatium intra-aponeuroticum sus-sternale. Mém. de l'Acad. de Saint-Pétersbourg, 1867.

Paolo MASCAGNI. — Vasorum lymphaticorum corporis humani historia et iconographia, 1787.

MORGAN. — British med. Assoc. Congrès annuel tenu à Portsmouth du 1er au 4 avril 1899.

LE NORCY. — Thèse de Paris, 1903-1904.

PATEL (M.). — Lyon méd., 1900.

PATEL (M.). — Gaz. hebdom. méd. et chir,, 1900.

PAULET. — Anat. topographique.

R. PETIT. — Thèse de Paris, 1897.

POULSEN. — Ueber die Fascien u. die interfascialen Raume des Halses, 1886.

RUDINGER. — Anatomie topographique.

STARCK. — Beitr. z. klin. Chir., XVI, I, 1896.

TAGUCHI. — Der supra-sternale Spaltraum des Halses, 1890.

TESTUT. — Anat. descriptive.

TESTUT et JACOB. — Anat. topographique.

TILLAUX. — Anat. topographique.

ZAUDY. — Arch. f. klin. Chir., 1896, n° 1.

TABLE DES MATIÈRES

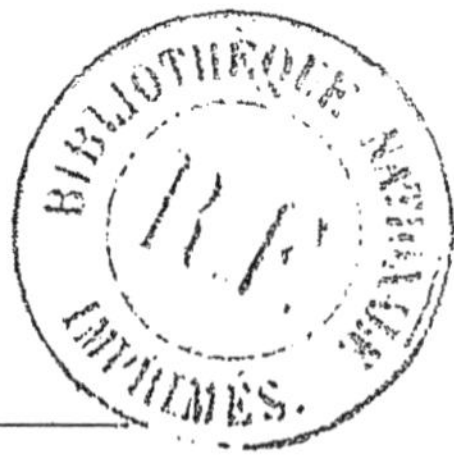

4353 — Imp. Réunies, Lyon.

www.ingramcontent.com/pod-product-compliance
Ingram Content Group UK Ltd.
Pitfield, Milton Keynes, MK11 3LW, UK
UKHW020344220726
13923UKWH00004B/1553